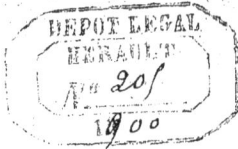

Docteur Th. TUFFOU

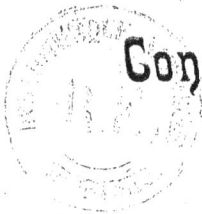

Considérations Générales

SUR LES

LARYNGO-TYPHUS

MONTPELLIER
IMPRIMERIE CENTRALE DU MIDI
(HAMELIN FRÈRES)
—
1900

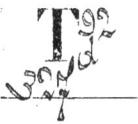

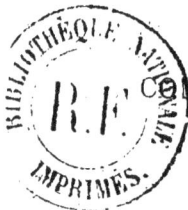

CONSIDÉRATIONS GÉNÉRALES

SUR LE

LARYNGO-TYPHUS

CONSIDÉRATIONS GÉNÉRALES

SUR LES

LARYNGO-TYPHUS

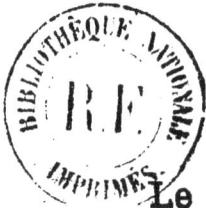

PAR

Le Docteur Th. TUFFOU

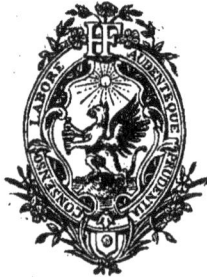

MONTPELLIER
IMPRIMERIE CENTRALE DU MIDI
HAMELIN FRÈRES
—
1900

A MON PÈRE ET A MA MÈRE

Témoignage de reconnaissance
et de piété filiale.

A MA SŒUR

Témoignage d'affection.

A MES TANTES

A TOUS MES PARENTS ET AMIS

TH. TUFFOU.

A MON PRÉSIDENT DE THESE

MONSIEUR LE PROFESSEUR BOSC

TH. TUFFOU.

Après avoir dédié ce modeste travail à nos parents bien-
aimés, en témoignage de l'éternelle reconnaissance qui leur
est acquise pour tous les sacrifices qu'ils se sont imposés pour
notre éducation, qu'il nous soit permis de témoigner notre reconnaissance à M. le professeur Bosc, qui a bien voulu nous inspi-
rer le sujet de notre thèse. M. le professeur Bosc a droit à toute
notre gratitude : depuis bientôt deux ans nous suivions avec
assiduité ses cours d'anatomie pathologique, et nous avons
apprécié à juste titre ses leçons si savantes et d'une si
grande utilité. Nous avons applaudi de grand cœur, en ap-
prenant sa nomination de professeur à la chaire d'anatomie
pathologique.

Nous remercierons encore M. le professeur agrégé Rauzier ;
nous avons suivi rigoureusement ses consultations à l'hôpital
et nous en avons retiré un grand profit.

C'est lui qui nous a appris à aimer la médecine, aussi voudrions-nous lui témoigner toute notre gratitude. Nous avons su apprécier ses qualités du cœur et celles de l'esprit, aussi quittons-nous la Faculté en emportant le meilleur souvenir.

Merci, enfin, à nos chers condisciples qui jusqu'à ce jour nous ont accordé leur estime et leur sympathie.

CONSIDÉRATIONS GÉNÉRALES

LARYNGO-TYPHUS

HISTORIQUE

« La fièvre typhoïde se distingue des autres maladies par
une modification profonde imprimée aux tissus membraneux
qui les dispose à l'ulcération ; de sorte que, sous ce rapport,
l'affection typhoïde est aux autres maladies aiguës ce qu'est
la phtisie aux maladies chroniques » ; c'est ainsi que s'expri-
mait Louis dès 1838.

De même que la tuberculose a des localisations multiples,
qu'elle envahit les poumons, le rein, l'intestin, la vessie, la
peau, les os, les articulations, de même la fièvre typhoïde n'a
pas qu'une localisation unique. L'intestin n'est pas seul à
payer un tribut à l'infection éberthienne ; l'estomac, le pharynx, le larynx viennent y contribuer pour leur part. Grâce à
de nombreuses observations, nous savons que le processus de
l'ulcération gagne tous ces organes, et qu'il ne compromet

pas moins la vie du malade que ne le fait l'ulcération de l'intestin à la chute des eschares. Nous désirerions attirer ici l'attention sur la laryngite ulcéro-nécrosante dothiénentérique, autrement appelée par les Allemands « Laryngo-typhus » .

Certains ont voulu faire remonter l'observation de ces lésions à Hippocrate. Enfin, dans des temps plus modernes, Lepech de la Clôture, en 1776, aurait signalé l'aphonie chez plusieurs de ses malades. Limitant le champ de nos recherches, nous nous arrêterons aux diverses observations qui ont été faites à une époque beaucoup plus avancée.

C'est surtout au commencement du XIX⁰ siècle que l'attention a été attirée sur les affections laryngées au cours de la dothiénentérie. En 1808, Bayle publie un remarquable mémoire sur la fièvre typhoïde avec trois observations de complications laryngées. Un peu plus tard, Bouillaud (*Archives générales de médecine*, 1825), et presque en même temps Cruveilhier (Articles du *Dictionnaire de médecine et de chirurgie pratiques*), signalent la présence, non seulement d'ulcérations laryngées, mais même de lésions plus profondes du larynx.

Enfin nous arrivons à Louis, en 1838, qui considère la question à un point de vue plus élevé et qui place la fièvre typhoïde au rang des diathèses. Quelques années plus tard, Rokitansky, à l'étranger, crée de toute pièce le laryngo-typhus. En 1852, Sestier, dans son *Traité d'angine laryngée œdémateuse*, observa plusieurs cas de laryngite nécrosique survenant dans la convalescence de la fièvre typhoïde. Charcot et Dechambre étudient la question en 1859, et font paraître un article sur le laryngo-typhus à évolution lente et progressive, et sur la laryngite nécrosique d'emblée. En 1861, Trousseau rapporte dans ses cliniques plusieurs cas d'œdème de la glotte, au cours de la fièvre typhoïde, et ayant nécessité la trachéotomie. Enfin, plus tard, Dieulafoy, dans son *Traité de pathologie interne*, consacre un article aux complications laryngées dans la dothiénentérie.

Nous citerons encore, pour mémoire, les observations d'Hérard, de Barthez, de Colin (*Union médicale*, 1860-1863-1864), de Genouvilles, de Second-Ferréol (*Bulletin de la Société anatomique*, 1857-1858), les thèses de Chaumel, de Wissemans (Paris, 1877-1879), la communication de Lacaussade (*Gazette des hôpitaux*, 1866). A l'étranger, les sources ne sont pas moins nombreuses. Nous nous contenterons de citer seulement les noms de Rokitansky, de Griesinger, d'Ulrich, de Broca, de Wirchow, de Nièmeyer, de Dittrich, de Traube, etc.

Il serait trop long de citer tous ceux qui ont écrit sur le laryngo-typhus ; aussi arrêterons-nous là notre énumération.

Nous voyons dans ce court historique que les ulcérations laryngées de la fièvre typhoïde ont été observées à une époque assez éloignée. Mais c'est en 1825 que Bouillaud observe des lésions profondes du larynx. Sestier, en 1825, cite des cas de laryngite nécrosante : en un mot, les lésions profondes et destructives du larynx étaient mises à jour Depuis lors, bien des travaux ont été publiés, mettant en lumière la symptomatologie, l'anatomie pathologique et le traitement de la laryngite nécrosante, aussi ferons-nous seulement une revue de cette affection aussi grave et aussi digne d'intérêt.

PATHOGÉNIE

Bouillaud, Cruveilhier, considéraient les ulcérations laryngées comme étant de nature inflammatoire, mais leurs idées
ne prévalurent pas longtemps. Plus tard, Louis,se plaçant à
un point de vue de pathologie générale, reconnaît dans ces
accidents les manifestations d'une diathèse ulcéreuse. L'or-
ganisme, profondément débilité par le virus typhoïde, a des
tendances aux ulcérations ; aussi ne devrons-nous pas être
étonnés que le processus ulcératif s'étende à ses organes de
prédilection tels que le larynx.

Sestier, partageant les mêmes idées, s'exprime ainsi :

« Les abcès de la nécrose du larynx ne sont que des expres-
sions locales de la diathèse purulente, gangréneuse et nécrosique qui caractérise la fièvre typhoïde. »

La fièvre typhoïde agit par un bacille sur le larynx (tumé-
faction, ulcération des follicules). Mais il peut venir se greffer
une infection secondaire qui se manifestera par exemple du
côté des reins.

Le bacille d'Eberth commet les premiers dégâts sur la muqueuse du larynx, mais il faut admettre ici une infection secondaire partie de la porte d'entrée ouverte par l'ulcération
typhique, amenant la suppuration de la muqueuse, le décollement du périchondre et la névrose consécutive du cartilage.

Comme le dit Charcot, ces périchondrites seraient consécutives, il faut le croire, à une pyémie secondaire, dans laquelle les périostites se montrent toujours à la convalescence.

Maintenant la question suivante va se poser à notre esprit. Quelle est la marche de ces lésions ?

Trousseau, Peter et Krishaber ont reconnu que les ulcérations laryngées survenaient dans le deuxième ou troisième septenaire de la fièvre typhoïde. D'après eux, ces lésions primitives ne troubleraient aucune fonction et, pour cette raison passeraient souvent inaperçues. Mais le processus pathologique ne s'arrête pas toujours là, et trop souvent, hélas ! nous nous trouvons en présence d'une laryngite à tendance nécrosante.

Si le travail ulcéreux persiste, il y a aggravation et les lésions vont gagner en profondeur. La sous-muqueuse éprouve le même sort que la couche superficielle. Le périchondre ne reste pas indemne, et lui, à son tour, devient le siège d'une inflammation : nous avons de la périchondrite qui aboutit au décollement. Le cartilage lui-même, privé de son enveloppe nourricière, va se nécroser. Mais le processus n'est pas toujours le même : si l'évolution des ulcérations est lente, il se forme des abcès de mauvaise nature qui, en s'ouvrant, soit du côté de la peau, du larynx ou de l'œsophage, vont entraîner les séquestres.

Certains auteurs, parmi lesquels Charcot et Dechambre, admettent la nécrose d'emblée des cartilages, à laquelle seraient consécutives les ulcérations de la muqueuse.

Aujourd'hui, grâce aux recherches qui ont été faites, nous considérons l'ulcération de la muqueuse comme étant le fait primitif de la lésion, et la forme décrite par Charcot ne serait qu'une forme à évolution rapide. Un peu plus tard, en étudiant avec Coyne l'histologie du larynx, nous donnerons l'explication de ces faits.

A l'autopsie, on a constaté que les lésions siégeaient sur l'épiglotte, sur la paroi postérieure du larynx, entre les cordes vocales.

Bon nombre d'explications ont été données à ce sujet, mais la plupart ne sont que de pures hypothèses. Pour Poignon, le virus typhoïde pénétrerait par le conduit externe des glandes siégeant dans l'épaisseur de l'épiglotte et des replis aryténo-épiglottiques, et l'inflammation se propagerait aux parties environnantes pour produire des ulcérations.

Nous signalerons encore la théorie de l'infiltration par hypostase, de Haller. De même que le décubitus dorsal favorise la stase sanguine dans les poumons, qu'il produit des eschares dans la région sacrée, de même la portion déclive du larynx subirait la même influence.

Ici, la gangrène succéderait à l'infiltration des éléments anatomiques.

Mettant de côté ces diverses interprétations, nous nous adresserons aux données qui ont été faites d'une façon plus précise.

Wirchow étudie les lésions intestinales sous le champ du microscope et nous révèle l'altération des follicules solitaires et des plaques de Peyer.

D'après ces observations, les cellules glandulaires donnent naissance à une matière hyperplasique qui peut disparaître sans laisser de traces, ou qui peut subir la fonte caséeuse, conduisant à la nécrobiose, et enfin l'ulcération.

Mandl (*Traité des maladies du larynx*), s'inspirant des idées mises en lumière par Wirchow, trouve des éléments hyperplasiques sur la muqueuse du larynx qu'il décore du nom de Lymphomes. Ces éléments de nouvelle formation subissent le même sort que ceux des follicules intestinaux et donnent des ulcérations par métamorphose régressive.

D'après les recherches de ces deux micrographes, nous

admettons donc la formation d'éléments hyperplasiques sur la muqueuse de l'intestin et la présence de lymphomes sur la muqueuse larygngée.

Ces observations nous sont données par l'anatomie pathologique, mais maintenant il faudrait se demander le pourquoi de ce parallélisme. Nous trouverons la solution dans l'étude qu'a fait Coyne de l'anatomie normale du larynx. Cet auteur a trouvé une grande analogie entre la muqueuse du larynx et celle de l'intestin.

La couche sous-jacente à la membrane limitante et à l'épithélium est formée par un tissu analogue au tissu réticulé de la muqueuse de l'intestin grêle. Au sein de ce réticulum, Coyne observe un certain nombre d'organes qui n'avaient pas été encore décrits, et qu'il compare aux follicules clos de la muqueuse intestinale. Ces éléments ne sont pas disséminés dans toutes les régions de la muqueuse, et sont exclusivement localisés dans la portion de muqueuse qui revêt le ventricule du larynx. Coyne écrivit ces idées en observant leur présence constante dans des endroits déterminés et en voyant la netteté de leur structure.

Cette comparaison établie, les follicules clos du larynx, sous l'influence du virus morbide, subiraient comme ceux de l'intestin une série de modifications aboutissant à l'ulcération, et dans quelques graves à la périchondrite et à la nécrose des cartilages du larynx.

Ayant donné la diathèse ulcéreuse comme cause générale de ces complications de la fièvre typhoïde, nous dirons quelques mots des causes secondaires. D'après Trousseau, ces accidents s'observeraient surtout dans les fièvres adynamiques où le malade a été privé de nourriture, et résulteraient des effets de l'inanition. Cet auteur accorde une grande part à l'influence du refroidissement, qui aurait déterminé chez des convalescents, dont l'état était très satisfaisant, des accidents de nécrose.

Sestier accorde aussi une grande importance à l'action du froid, ainsi qu'à l'influence des efforts de la voix. En effet, les observations ne sont pas rares, où les malades déjà convalescents de leur fièvre typhoïde sont atteints d'accidents de nécrose sous l'influence de ces diverses causes. Sestier observe 12 fois la laryngite nécrosique chez 18 convalescents de dothiénentérie.

Nous donnerons encore comme cause secondaire de tous ces accidents, la mauvaise hygiène. Il n'est pas rare, en effet, de les observer dans les agglomérations d'individus où l'hygiène laisse beaucoup à désirer, par exemple dans les casernes, dans les prisons, etc.

Quant à la question de sexe, nous savons que la laryngite nécrosante s'observe plutôt chez les hommes que chez les femmes, mais nous en ignorons la cause.

Enfin, nous avons vu dans ce court chapitre la nature de ces lésions. Nous les avons rattachées à une cause générale qui est la diathèse ulcéreuse et à une infection secondaire. Comme causes accessoires nous avons mentionné le refroidissement, les efforts de voix ; nous aurions pu citer plusieurs observations à l'appui, mais nous l'avons cru inutile ; pour ce, on n'a qu'à se reporter à la thèse de Wissemans : *La laryngite nécrosante dothiénentérique* (Thèse de Paris, 1879).

SYMPTOMATOLOGIE

Tandis que la laryngite ulcéro-nécrosique, avec son intensité foudroyante, ses caractères frappants et bien tranchés, est assez bien étudiée, le laryngopathie ulcéreuse simple est souvent méconnue.

En effet, on sait combien il est difficile d'explorer le larynx chez un typhique au troisième septenaire, d'autre part la sensibilité locale ne peut guère davantage fournir des renseignements utiles. Nous dirons quelques mots de la laryngite ulcéreuse simple, pour attirer davantage l'attention sur la nécrose des cartilages.

Si nous examinons un malade atteint de laryngite ulcéreuse simple, à l'examen laryngoscopique, la muqueuse laryngée est rouge, épaissie par l'infiltration légère du derme muqueux et du tissu cellulaire sous-jacent. Elle est tapissée d'une couche visqueuse, transparente, résultat de la sécrétion catarrhale. Le sujet éprouve une sensation de chaleur, de chatouillement dans son larynx. Il existe de la toux, de la dyspnée, mais n'ayant pas la même intensité que dans la forme nécrosique. Dans certains cas, on a pu noter de l'aphonie qui se prolongeait pendant un certain temps. Wissemans (Thèse de Paris, 1879) nous rapporte un cas où le malade est

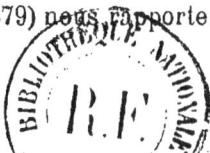

2

atteint d'aphonie complète, ne répondant aux questions qu'on lui posait, que par des signes de tête. Cet état se prolongea pendant un certain temps, mais le malade étant soustrait à l'influence du refroidissement, vit renaitre peu à peu sa voix sans aucun autre accident, Nous parlerons un peu plus tard des complications qui peuvent survenir au cours de cette forme, et qui aggravent le pronostic de l'affection.

Quelquefois il n'existe pas d'intervalle entre la laryngite ulcéreuse simple et la nécrose des cartilages, cependant le contraire est souvent la règle. C'est surtout en pleine convalescence que l'on voit survenir ces terribles accidents laryngés. Tout à coup le malade est pris d'une toux rauque, opiniâtre ; le timbre normal de sa voix s'altère de diverses façons : l'enrouement varie depuis la voix simplement voilée, jusqu'à l'aphonie presque complète. La respiration, tout d'abord assez facile, devient dyspnéique. Tandis que l'expiration est assez facile, l'inspiration devient pour ainsi dire impossible. Le malade éprouve la sensation de corps étranger au larynx, aussi fait-il continuellement des efforts de toux pour l'expulser en dehors, ou de déglutition pour le faire descendre. La dyspnée augmente et les accès de suffocation, d'abord éloignés, se rapprochent. Alors nous nous trouvons en imminence d'asphyxie. Les veines du cou se gonflent, les yeux sortent de l'orbite, les lèvres et le visage se cyanosent, le corps entier se couvre d'une sueur visqueuse, et quelquefois viennent s'ajouter à cet ensemble de symptômes, de l'agitation et du délire.

Parfois, à la suite d'une quinte de toux, le patient rejette une certaine quantité de pus, ou même de cartilage nécrosé, il y a alors soulagement immédiat.

Il existe de la dysphagie, s'accompagnant de douleur. La pression au niveau du larynx provoque une souffrance très vive et cette douleur est surtout marquée sur les parties latérales du cricoïde.

Nous mentionnerons les différents accidents qui peuvent résulter du processus morbide.

Au premier rang nous mettrons l'œdème de la glotte, résultat de l'infiltration des replis aryténo-épiglottiques.

On observera encore le rétrécissement des cavités du larynx par saillie des abcès sous-muqueux, l'emphysème généralisé de la peau, débutant au cou et résultant de la perforation de l'ulcération laryngée.

OBSERVATION

Salle Martin-Tisson, n° 35. M. Bosc, professeur agrégé suppléant.

Il s'agit d'un militaire du génie, âgé de vingt-deux ans, très vigoureux, entré au cinquième jour de sa maladie, le 22 septembre 1899.

La maladie a débuté par des douleurs de tête, de l'anorexie et une sensation de fatigue générale.

Le jour de l'entrée, facies affaissé, conjonctives légèrement congestionnées, cépalée, pas d'épistaxis, anorexie.

Langue sale, très rouge à la pointe; ventre tendu, gargouillements dans la fosse iliaque droite, sans douleurs. Constipation. Quelques taches rosées. Pouls dicrote, pulsations 90, tension 13,5. A l'auscultation du cœur, le premier bruit à la pointe est très affaibli.

Le deuxième bruit est lui-même diminué.

Le malade tousse un peu. Bronchite généralisée avec quelques râles et un peu d'obscurité aux deux bases. Température 39°8.

Régime lacté, café, bouillon. Rhum 60 gr., caféine 1 gr. 50 en lavement, six bains à 24°.

Le 23 septembre, pouls très dicrote, 90°. Le malade respire mal par le nez; langue sèche, rôtie au centre. Adynamie plus considérable; facies typhique très accentué. Tempérarature : 40°2 le soir, 40° le matin.

Le 24. — Même état. Pouls 96. Langue rôtie. L'état typhique faisant des progrès considérables, on donne six bains à 29° et avec affusion à 18° après chaque bain.

Le 25. — Affaissement très grand. Lèvres fuligineuses, langue rôtie, noirâtre. Délire avec agitation légère. Pouls fortement dicrote, 86.

Le 1er bruit s'entend à peine à la pointe ; mieux frappé à la base. Tension vasculaire = 11 1/2.

La toux est fréquente et par quintes ; râles de bronchite avec congestion des bases.

Injection de caféine de 2 gr. Injection de 800 gr. de sérum artificiel. Six bains à 23°. Affusion à 18°.

Le 26. — Etat dynamique avec délire. Langue rôtie. Pouls très dicrote, très dépressible. Les deux bruits sont à peu près imperceptibles à la pointe ; premier bruit presque nul à la base, le deuxième faible. Respiration gênée ; le malade respire la bouche ouverte.

Injection de sérum artificiel d'un litre. Six bains à 29°, affusion à 18°. Caféine 1 gr. dans le sérum.

Le 27, la tension sanguine s'est relevée à 13, le pouls est moins dépressible, les bruits s'entendent un peu mieux, mais l'état typhique avec délire est toujours très prononcé. Même traitement.

Le 28. — Tension remonte à 13,5, pulsations au nombre de 100, régulières, pouls dicrote, moins dépressible. sept bains à 23°. Injection salée d'un litre.

Le 29, la langue est redevenue humide, les fuliginosités disparaissent, les dents se nettoient, l'état général est meilleur, la somnolence et le délire sont moindres. Le premier bruit du cœur se perçoit bien frappé à la base. Bronchite en avant ; en arrière, congestion interne des 2/3 inférieurs du poumon ; sibilants et gros ronchus dans la partie supérieure.

Benzoate de soude. Teinture d'iode, on diminue à 500 gr. l'injection de sérum salé.

Le 30. — Nouvelle aggravation de l'état général. Somnolence. Adynamie, tremblements très prononcés des extrémités supérieures. Les bruits du cœur se sont affaiblis de nouveau. On reprend l'injection de sérum de 1 litre.

Le 1er, le 2 et le 3 octobre, au lieu du litre marqué, on n'a injecté que 500 gr. de sérum. Chaque fois l'état général s'est aggravé : adynamie, délire, tremblements. Le malade ouvre difficilement les yeux et met longtemps à reconnaître. Surdité considérable. La tension est cependant demeurée autour de 14 et 15 ; pouls est devenu dicrote, les bruits du cœur s'entendent assez bien.

La langue est de nouveau rôtie. Au lieu de 500 gr. de sérum par jour, on marque 1 litre.

Sept bains à 22°, affusions froides à 15°, caféine 1 gr. dans sérum.

Le 4 octobre. — Le pouls est un peu moins dicrote, les bruits du cœur s'entendent bien à la pointe comme à la base. Ventre souple, gargouillements légers, constipation cédant aux lavements. Eschare au sacrum. Le malade est toujours dans l'état de stupeur. Il s'alimente bien. On n'observe aucune raideur de la nuque ; les pupilles sont normales et réagissent bien.

Même traitement.

Le 5. — La tension est de 13,5. Le pouls est de 104. Les bruits du cœur sont plus marqués.

Le 6. — La langue est sèche dans le centre, mais très humide sur les bords ; le malade respire uniquement par la bouche. Diarrhée ; quatre à six selles liquides. Le pouls est dicrote, mais plus résistant. La tension est de 14,5 ; les bruits du cœur sont bien frappés. Surdité. Toux assez opiniâtre. Congestion des bases. L'état d'adynamie avec hébétude et somnolence est très accentué ; le malade a de la peine à ouvrir les yeux et ne reconnaît pas son entourage. On lui donne quatre bains à 22°, trois à 20° et des affusions à 15°. On lui injecte un litre de sérum dans lequel on met un gramme de caféine.

Le 7. — Eruption nouvelle de taches rosées.

Le pouls est à 114. Même état général.

Le 8 et le 9. — Le pouls oscille autour de 110 et 120.

Le cœur va bien. Etat général toujours grave.

Le 10. — Il se produit depuis deux jours une forte augmentation dans la sécrétion urinaire ; aujourd'hui c'est une véritable débâcle. Adynamie, hébétude.

Il demeure dans le décubitus dorsal, les yeux clos, la bouche ouverte et produisant une sorte de ronchus ; il est très difficile de le tirer de son sommeil et il ne reconnaît pas. Le pouls est à 108, la langue est humide et le cœur est bon. *L'examen de la gorge, fait à cause d'une toux persistante et d'efforts d'expectoration, montre seulement un peu de rougeur du pharynx.*

Le 13. — Depuis plusieurs jours la température du matin subit une rémission assez considérable, et quoique l'adymanie soit toujours profonde, le bon état du pouls, la tension artérielle de 14, les bruits du cœur bien frappés, l'abaissement de la température, font espérer une heureuse solution.

On remarque cependant un très *léger degré de cyanose de la face, une respiration un peu gênée et une toux quinteuse par moments avec difficulté de l'expectoration. L'examen répété de la gorge ne montre qu'un peu de rougeur de l'isthme pharyngé, sans trace de fausses membranes.* Congestion des bases.

Même traitemement : en plus affusions chaudes sur le larynx.

Le 14. — Le malade est sans connaissance, la surdité est

complète. Les pupilles réagissent bien. Il n'y a pas de contrac-
ture ni de raideur. Pas de délire. Il n'a pas reconnu son père.
La respiration, est difficile, l'inspiration se fait assez bien mais
l'expiration est entièrement prolongée, comme si le malade
prenait plaisir à la prolonger.

Cependant le ventre est souple, sans gargouillements, les
urines très abondantes, le pouls bien moins dicrote ; la température est à 38'5 le matin.

Injection d'un litre de sérum, sept bains froids avec
affusions.

Séro-diagnostic positif. — Le 15 et le 16. — Le pouls
s'améliore de plus en plus et le cœur est excellent. Depuis une
semaine le malade étant sans connaissance, ce matin il a
reconnu son père ; il répond du regard à la voix de la sœur,
reconnaît le médecin. Sommeil calme. Tension de 14.

La température varie entre 38º6 et 38º1. La toux est
moins fréquente, l'expiration moins prolongée. Le pharynx
est d'un rouge vif. — Injection d'un litre de sérum; quatre
bains.

17. — Pouls à 114. La température s'élève de plus en plus.
Etat général bon. Langue sale. L'eschare au sacrum est
volumineuse et très douloureuse. On la saupoudre d'iodo-
forme. On supprime les bains et on continue les injections de
sérum d'un litre.

18. — Le pouls est à 110, injection de sérum de cinq cents
grammes.

19. — Tension est de 14.

Le professeur Carrieu reprend le service.

20. — *Le malade gémit, se plaint de la gorge. Légère
cyanose de la face avec élargissement des ailes du nez.
Tirage à chaque inspiration ; crachats purulents couleur
jaune d'œuf.* Pouls mou et pénible. Le malade n'avale pas
bien. Il se produit une véritable asphyxie par sténose laryn-

gée due à un processus coloratif. Malgré un tubage, l'asphyxie persiste, s'accroît et le malade meurt à cinq heures du matin.

AUTOPSIE. — 22 octobre 1899.

L'autopsie est faite vingt-quatre heures après. Homme très vigoureux, fortement musclé.

1° *Intestin*. — L'intestin est fortement dilaté par des gaz. L'intestin grêle présente sur sa surface interne, au niveau de l'iléon, une teinte violacée avec arborisations vasculaires serrées. Par place on note des placards d'un violet noirâtre.

A l'ouverture de l'intestin, le cœcum présente une psorentérie assez prononcée, sans processus ulératif. Le reste du gros intestin est rempli de matières jaunes colorantes ; congestion modérée.

On sectionne la valvule de Bauhin et on ouvre l'intestin grêle dans toute sa longueur. Le bord de la valvule est sain, mais la face qui regarde l'intestin grêle est d'une couleur noirâtre violacée et présente une ulcération volumineuse à bords mous et taillés à pic, et une seconde ulcération, plus petite, à bords durs et comme cicatriciels.

Cinq centimètres au-dessous de la valvule on trouve un vaste placard, formé de plaques de Peyer, agminées, surélevées au-dessus du reste de la muqueuse, de couleur lie de vin, dur à la palpation, présentant une série d'ulcérations profondes, à bords sinueux, saillants et durs.

A partir ce point, la congestion de l'intestin est moindre, et les plaques ulcérées, mais dont le processus de réparation est frappant, s'espacent de plus en plus. Le jéjunum, jusqu'au duodénum, présente un degré marqué de congestion, avec œdème de la muqueuse.

Les lésions congestives deviennent plus prononcées dans la première et la seconde partie du duodénum. L'ampoule de

Water ne présente rien de particulier, et la bile se déverse normalement dans l'intestin. L'estomac, légèrement rétracté, ne présente qu'une congestion peu prononcée.

Le grand épiploon est congestionné.

Dans tout le mésentère jusqu'à un mètre cinquante de la valvule iléo-cœcale, on trouve de très nombreux ganglions du volume d'une lentille à un petit pois, ils sont assez durs et à la coupe présentent une partie noitrâtre et une partie jaunâtre. A mesure que l'on avance vers l'iléon, cette partie molle et rosée s'accroît, devient violacée, les ganglions devenant de plus en plus volumineux.

A un mètre de la valvule on en trouve de gros comme des noisettes, molasses, violacées et qui, à la coupe, sont très congestionnés avec des points blanchâtres, saillants. Dans le mésentère de la dernière partie de l'iléon, il existe un paquet formé par une douzaine de ganglions, tous du volume d'une noisette à une petite noix, ramollis et constituant une véritable grappe.

La rate pèse 250 grammes ; elle est volumineuse, molle, de couleur vineuse. A la coupe, elle se laisse réduire facilement en bouillie.

Le rein droit pèse 190 grammes, le rein gauche 180. Ils sont, tous deux, très augmentés de volume. Leur capsule, où se trouvent de nombreuses dilatations vasculaires, est assez fortement adhérente. A la coupe, congestion, surtout de la zone intermédiaire et des pyramides. Dans la substance corticale congestionnée, sont disséminés de larges placards de couleur blanchâtre, saillants.

Le pancréas est congestionné, sans lésions macroscopiques apparentes.

Le péricarde est sain ; il renferme une cuillerée de liquide citrin.

Le cœur est de volume normal, le ventricule droit un peu

dilaté. Les valvules mistrale et tricuspide sont saines. Le muscle cardiaque, non décoloré, présente la consistance à peu près normale. Rien du côté des sigmoïdes et de l'aorte.

Les poumons présentent, en avant, un énorme emphysème qui détient tout le sommet, et non seulement les bords, mais encore toute la face antérieure.

Le poumon droit a un lobe supérieur complètement dilaté par l'emphysème. A la coupe, congestion modérée ; le lobe inférieur est violacé et son bord inférieur est dilaté par l'emphysème.

De la surface de section, violacée, s'écoule un liquide sanguinolent. La pression fait sourdre des bronches volumineuses un pus blanchâtre abondant, et des petites bronches, un pus d'un blanc de lait, épais, visqueux. On ne trouve aucune collection purulente amassée dans le parenchyme, mais on note quelques noyaux disséminés et légèrement indurés, dont un fragment va au fond de l'eau.

Le poumon gauche présente les mêmes lésions.

Il existe donc de l'emphysème avec bronchite suppurée et quelques noyaux disséminés de broncho-pneumonie.

La trachée ne présente aucune lésion.

Le larynx. — L'épiglotte est pâle et ne présente aucune trace d'œdème, pas plus que les replis arythéno-épiglottiques. Après section médiane, les cordes vocales supérieures apparaissent normales. Les ventricules du larynx sont à peine visibles et leur ouverture réduite à une ligne. La corde vocale inférieure est augmentée de volume dans toute son étendue, et c'est elle qui vient fermer complètement le ventricule. Elle présente, sur ses bords, un peu de magma caséiforme qui mastique partiellement l'orifice ventriculaire. Au niveau de la partie postérieure de la corde vocale inférieure, et de chaque côté symétriquement, on note une ulcération du diamètre de 4 millimètres, à bords très anfractueux, dont l'ouverture la plus importante se trouve placée exactement sur la dernière partie de la face laryngée de la corde vocale inférieure. Cette ulcération envoie un prolongement le long de la face inférieure et la corde vocale vers son insertion thyroïdienne, et un autre prolongement plus important en bas et en arrière. Ces ulcérations radiées ont des bords anfractueux, bordés d'une couche jaunâtre ayant l'aspect de dégénérescence caséiforme, de pus concrété. Si l'on introduit un stylet dans la grande ulcération, on voit que celle-ci donne accès dans une cavité volumineuse, anfractueuse, renfermant un pus caséeux qui, enlevé partiellement, laisse voir des parois déchiquetées et en désintégration caséiforme. Cette ulcération s'étend dans l'épaisseur de la corde vocale inférieure, en avant, dans le sens de l'ulcération superficielle et jusque près de l'insertion thyroïdienne; en bas et en arrière, elle forme un ressort très anfractueux, suivant l'ulcération superficielle et situé vers la base des arythénoïdes. La grande cavité se creuse profondément, et en écartant les bords, on voit apparaître le cartilage complètement disséqué et qui donne au contact du stylet la sensation du cartilage nécrosé complètement dépouillé de son périchondre. Cette cavité contourne, en avant, le bord du cartilage arythénoïde, dans toute sa partie moyenne et sa base.

Si on fait une coupe passant verticalement sur le milieu des cordes vocales, au niveau du prolongement antérieur de l'ulcération, on voit qu'en ce point, l'ulcération creuse profondément la corde vocale inférieure, moins vers sa surface ventriculaire que vers sa face laryngée. Elle vient effleurer, en effet, la muqueuse, puis elle s'enfonce dans la profondeur, formant une large cavité anfractueuse, bords polycycliques, et limitée par une membrane granuleuse jaunâtre. Cette caverne se creuse dans le muscle arythéno-thyroïdien.

Le ventricule est sain, de même que la corde vocale supérieure.

Le foie pèse 1930 grammes. Il ne déborde pas les fausses côtes en avant. Lobe droit globuleux, augmenté de volume et descendant profondément en arrière. Taches jaunâtres d'un jaune assez vif, disséminées ou réunies en placards assez volumineux, à bords très irréguliers. Capsule légèrement adhérente.

A la coupe, face un peu résistante, à surface décolorée et antérieure. La partie centrale des lobules est marquée par une dilatation des veines sus-hépatiques, la périphérie est jaunâtre. Aux taches jaune clair de la surface capsulaire, correspondent sur la coupe des placards jaune brillant.

La vésicule est petite, et contient un peu de bile jaune, décolorée, épaissie.

Examens bactériologiques. — A. EXAMENS DIRECTS — Le *pus blanc*, recueilli au niveau des extrémités bronchiques, est étalé sur une lame et coloré par le violet de gentiane phéniquée, la théonine, le Gram.

Il renferme plusieurs sortes de microorganismes ; des pneumocoques encapsulés qui sont les plus nombreux ; des diplocoques de petite taille, arrondis, prenant fortement les couleurs et résistant au Gram ; des streptocoques à longues chaînettes, relativement peu abondants, quelques formes tétragéniques et des bacilles grêles, assez longs, ayant l'aspect de bacilles typhiques.

Pus de l'ulcération laryngée. — Des préparations identiques faites avec le pus caséiforme renfermé dans la cavernule de la corde vocale inférieure nous ont montré également des pneumocoques encapsulés, mais beaucoup moins nombreux que dans le pus bronchique. En proportion à peu près égale ou même supérieure et en tout cas en bien plus grande abondance

que dans le pus bronchique, existaient des bacilles assez longs
et grêles isolés ou en amas et ayant l'aspect du bacille
d'Eberth.

Il existait en outre des amas zoogloïques de cocci et quelques chaînettes de streptocoque.

B. Cultures. — Le pus bronchique a été pris au niveau
des bronches de petit calibre et ensemencé dans plusieurs
tubes de bouillon et mis à l'étuve à 37°. Tous les bouillons ont
poussé : culture trouble avec dépôt blanc grisâtre. Au microscope on observe des chaînes très longues de diplocoques.

Examen microscopique. — Étude de l'ulcération laryngée :

1° Dans les points qui avoisinent l'ulcération, la muqueuse
présente une surface épithéliale en grande partie desquamée
et dont les cellules sont mélangées à des leucocytes et à des
débris granuleux. Le chorion est infiltré de cellules blanches
et présente des vaisseaux très dilatés entourés de leucocytes.
Les formations folliculaires sont augmentées de volume, constituées par des cellules tassées les unes contre les autres et
parmi lesquelles on distingue de nombreux leucocytes poly-
nuclés. Les glandes muqueuses ont leur conduit dilaté, en
partie rempli par des débris de cellules ayant subi un processus de dégénérescence plus ou moins avancé, et par des
leucocytes Par endroits, ces glandes ont subi une nécrose
complète ; cette nécrose est d'autant plus accentuée que l'on
s'approche des bords de l'ulcération.

2° Là, l'épithélium glandulaire a complètement disparu. Il
existe une destruction complète des tissus remplacée par une
couche granuleuse, contenant des leucocytes plus ou moins
détruits et des débris de cellules. Au-dessous de cette épaisse
couche caséiforme, existe une zone formée par l'aggloméra-
tion de cellules blanches et de globules rouges, dans un tissu
conjonctif embryonnaire renfermant de nombreux vaisseaux

de nouvelle formation. Dans la profondeur, le tissu musculaire subit une atrophie profonde ; par endroits, il est remplacé totalement par une infiltration de tissu conjonctif jaune. On est en présence d'un processus inflammatoire, identique à celui que l'on trouve dans les abcès à marche lente et qui aboutit à la nécrose et à la destruction progressive des tissus.

A l'examen, à un fort grossissement, on voit des bacilles grêles, ressemblant aux bacilles d'Eberth, mélangés à des microcoques, qui forment par endroits des amas de petite taille.

ANATOMIE PATHOLOGIQUE

Depuis les travaux de Coyne, nous savons qu'il existe des follicules clos dans la muqueuse du larynx. Or le poison typhique a une prédilection toute spéciale pour le tissu lymphoïde : c'est pourquoi nous dirons quelques mots de la *laryngite folliculaire.*

Louis, Chomel, Trousseau, avaient signalé des ulcérations au voisinage des ventricules, conformation anticipée des idées que Coyne devait émettre plus tard, de par l'observation anatomique pure.

Les cellules distendent les mailles du tissu réticulé et subissent une multiplication rapide. Si l'on pratique une coupe, on trouve ses mailles bourrées de cellules petites, à un seul noyau, à base volumineuse, à plusieurs noyaux. Les cellules tuméfiées prennent l'aspect épithélioïde. En même temps, les régions voisines de la muqueuse sont infiltrées d'éléments embryonnaires.

Laissant de côté les lésions de la laryngite catarrhale légère, nous nous attacherons surtout à montrer celles qui existent dans la laryngite ulcéreuse et dans la nécrose des cartilages.

Laryngite ulcéreuse. — On rencontre les lésions sur l'épiglotte, sur les replis arythéno-épiglottiques, sur les cordes vocales; mais la muqueuse ventriculaire, surtout au voisinage de la région arythénoïdienne, est leur siège de prédilection; les ulcérations affectent différentes formes. Elles sont arron- dies ou ovalaires, plus ou moins profondes, à fond sanieux, plates ou taillées à pic, cratériformes, à bords frangés, irré- guliers, livides, peu colorés, quelquefois, au contraire, infiltrés, durs, soulevés. Elles se trouvent en nombre sur la muqueuse et sont rarement uniques.

Si l'on pratique une coupe au niveau d'une de ces ulcé- rations, on voit le tissu infiltré de très nombreuses cellules lymphatiques, dont les plus superficielles sont sur le point de se détacher.

Ces lésions s'observent dans un bon nombre de cas de fièvre typhoïde. Griesinger les a rencontrées 26 fois pour 100, Hoffman 11 fois, Chomel 6 fois. Louis les a observées plusieurs fois à l'autopsie, aussi leur donne-t-il une grande importance au point de vue du diagnostic. D'après lui, la présence d'une ulcération sur l'épiglotte doit faire diagnos- tiquer la dothiénentérie.

Laryngite ulcéro-nécrosante. — Si les ulcérations super- ficielles n'aboutissent point à la cicatrisation, elles vont creuser en profondeur et atteindre les tissus sous-jacents; alors nous allons nous trouver en présence de lésions d'une gravité exceptionnnelle.

D'après les observations faites à l'autopsie, voici les lésions qui existent:

D'abord, nous venons de le dire, les ulcérations ont gagné en profondeur; l'épiglotte, les cordes vocales peuvent être en partie détruites. La muqueuse est soulevée par des foyers purulents ou bien infiltrée de pus. Les cartilages sont tantôt dénudés, tantôt nécrosés et alors ternes et rugueux, amincis,

3

friables, ramollis. Parfois, la nécrose est précédée de l'ossi-
fication des cartilages, mais ce n'est que dans certains cas à
évolution lente.

Les cartilages atteints sont, par ordre de fréquence, le
cricoïde et enfin l'arythénoïde et le thyroïde.

Dans ce dernier cas, nous avons de l'œdème et de la rougeur de la peau, par suite de l'infiltration purulente qui, en
suivant la paroi latérale du larynx, vient prédominer au niveau
du corps thyroïde.

Quand le cricoïde est atteint, le processus inflammatoire
siège en avant et en arrière du chaton, de sorte que, si le pus
s'ouvre une porte, il peut se déverser soit dans le larynx, soit
dans l'œsophage.

D'autres fois l'abcès occupe tout le pourtour de l'anneau
cricoïdien, alors le périchondre est décollé et le cartilage bai-
gne dans le pus.

La périchondrite du thyroïde donne parfois lieu à une fis-
tule externe.

On a vu quelquefois le périchondre décollé ou parfois sans
lésion de la muqueuse et le cricoïde nécrosé en pareil cas.

En outre de l'infiltration purulente de la muqueuse et de la
nécrose des cartilages, Cornil et Ranvier signalent des mas-
ses considérables de micrococci. Dans l'épithélium et le tissu
conjonctif bordant l'ulcère, des traînées de bâtonnets simples ou
articulés se prolongeaient même, dans ces deux cas, dans la
substance fondamentale du cartilage, dont les cellules étaient
en voie de dégénérescence granulo-graisseuse et de destruction.

Maintenant une question doit se poser à notre esprit.

Quelle est la voie que doit suivre le pus formé par le travail
d'inflammation ? Il peut se frayer plusieurs passages :

Tantôt il vient s'ouvrir sur la peau et nous nous trouvons
en présence de fistules externes, tantôt il s'écoule dans le

pharynx, alors il est rendu par la bouche ou vient tomber dans l'œsophage ; enfin il fuse parfois sous la peau et vient donner naissance à des abcès de congestion. Enfin il est une autre voie qui peut être ouverte au pus, c'est son passage dans les voies respiratoires, où il peut causer des accidents de la plus haute gravité. Le sujet court fatalement à l'asphyxie, si le médecin ne donne pas issue au pus épanché.

PRONOSTIC

Dans la laryngite ulcéreuse simple, s'il ne survient pas d'œdème de la glotte nous espérons avoir une issue favorable, en soumettant le sujet à des conditions hygiéniques. Il n'en est pas de même de la laryngite nécrosique, le danger est bien plus redoutable. Bien souvent on a noté la mort par suite d'asphyxie. Si le sujet échappe à cette dernière complication, grâce à la trachéotomie, il est voué à une véritable infirmité pour toute sa vie. On a vu bon nombre de malades qui, voulant se débarrasser de leur canule, étaient repris de dyspnée, et étaient obligés de s'en munir de nouveau.

PROPHYLAXIE ET TRAITEMENT

Nous soustrairons les malades aux diverses causes qui peuvent faire naître chez eux les accidents laryngés. La laryngo-nécrose est tellement insidieuse que nous mettrons les convalescents de fièvre typhoïde dans les meilleures conditions hygiéniques. De même que nous interdirons tout excès de table au malade en puissance de diathèse typhoïde, dont les ulcérations du tube digestif sont à peine cicatrisées, de même nous mettrons nos convalescents hors des atteintes du refroidissement et des efforts de la voix. Voici la formule que nous emploierons à l'égard de nos malades :

Tout convalescent de fièvre typhoïde qui aura présenté au cours de la maladie quelques symptômes de laryngite, sera gardé à la chambre au moins pendant un mois après le dernier jour du troisième septenaire.

Pour ce qui est des militaires, on ne devrait pas donner de suite des congés de convalescence, car ces hommes, inconscients du danger qui les menace, ne prennent pas toutes les précautions nécessaires pour pouvoir se soustraire au développement de la laryngite ulcéro-nécrosante.

Quant au traitement curatif des accidents nécrosiques, l'expérience prouve que les topiques, tels que pulvérisations, insufflations d'alun, cautérisations, scarifications, donnent peu

3 *

de résultats ; on obtiendra également peu d'améliorations del a part des révulsifs.

Il faut alors avoir recours à la trachéotomie. Nous suivrons donc avec rigueur le précepte de Trousseau. Opérer et opérer le plus tôt possible. Bien que les succès ne soient pas très considérables, ce n'est que dans cette opération que le malade a quelque chance de salut : sur 19 cas signalés par Charcot, 7 cas de guérison. On a vu bon nombre de malades succomber après la trachéotomie, mais par suite d'une maladie intercurrente, de complications inattendues. Tel a succombé à une gangrène du poumon, du larynx, tel autre à une péricardite, vingt-cinq jours après l'intervention chirurgicale.

Nous plaiderons donc en faveur de la trachéotomie, car les succès obtenus sont assez nombreux à enregistrer. En face d'une laryngite ulcéro-nécrosante avec tendance à l'asphyxie, nous n'hésiterons pas à pratiquer la trachéotomie, car le malade échappe ainsi à une mort certaine.

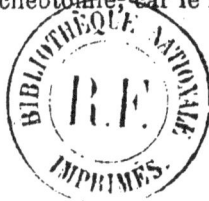

CONCLUSIONS

1° La fièvre typhoïde atteint aussi bien le larynx que l'intestin et les lésions laryngées ne sont pas moins redoutables que les lésions intestinales.

2° Ces lésions sont constituées par des ulcérations, et par la nécrose des cartilages. Elles sont dues aux métamorphoses que subissent les éléments lymphoïdes du larynx.

3° Le processus débute par la muqueuse, et gagne les tissus sous-jacents : c'est alors qu'il y a nécrose ou laryngotyphus.

4° Les complications nécrosiques surviennent surtout à la suite de refroidissements ou d'efforts de voix, au cours de la convalescence.

5° La maladie étant diagnostiquée, il faut pratiquer de suite la trachéotomie, pour vite conjurer l'asphyxie.

BIBLIOGRAPHIE

TISSIER. — Le larynx dans la fièvre typhoïde (Annales des maladies de l'oreille et du larynx, 1878, 1880, 1887).

TROUSSEAU. — Cliniques. Tome 1.

SESTIER. — Archives générales de médecine, 1850.

CHARCOT. — Gazette hebdomadaire, août 1859.

LOUIS. — Recherches sur la fièvre typhoïde, 1828 - 41.

GRIESINGER. — Traité de médecine, 1854 (Traduction française).

ULRICH. — Laryngo-typhus. Berlin, 1869.

CHAUMEL. — Complication laryngée de la fièvre typhoïde (Thèse Paris, 1877).

WISSEMANS. — Laryngite nécrosante dothiénentérique (Thèse Paris 1879).

BOUILLAUD. — Archives générales de médecine, VII.

DIEULAFOY. — Pathologie interne. Tome lll.

COYNE. — Anatomie normale du larynx (Thèse Paris, 1874).

PETER et KIRSHABER. — Dictionnaire encyclopédique des sciences médicales.

KOCH. — Annales des maladies de l'oreille et du larynx, 1878 - 1880.

Dictionnaire de Dechambre.

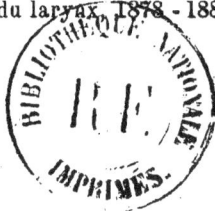